ASSOCIATION FRANÇAISE

POUR

L'AVANCEMENT DES SCIENCES

FUSIONNÉE AVEC

L'ASSOCIATION SCIENTIFIQUE DE FRANCE

(Fondée par Le Verrier en 1864)

Reconnues d'utilité publique

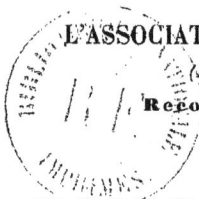

CONGRÈS DE LYON

(2-7 Août 1906)

12e SECTION (SCIENCES MÉDICALES)

Président M. le Professeur TEISSIER

LA SYPHILIS

ÉTAT ACTUEL DE SON ÉTUDE EXPÉRIMENTALE

RAPPORT PRÉSENTÉ

Par M. Joseph NICOLAS

Professeur agrégé à la Faculté de médecine.
Médecin des Hôpitaux de Lyon.

PARIS

AU SECRÉTARIAT DE L'ASSOCIATION

Hôtel des Sociétés savantes

28, RUE SERPENTE. 28

1906

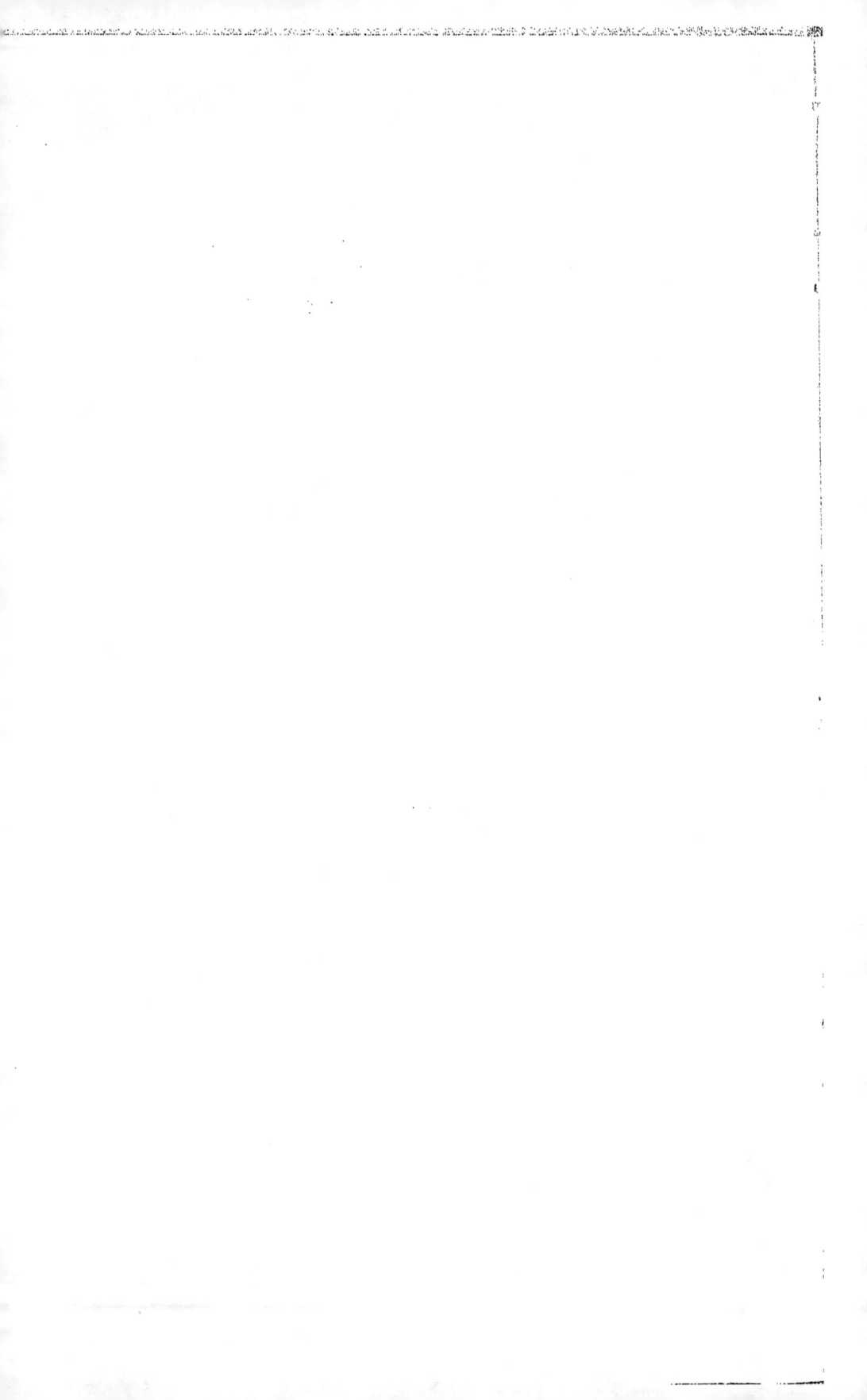

LA SYPHILIS

ÉTAT ACTUEL DE SON ÉTUDE EXPÉRIMENTALE

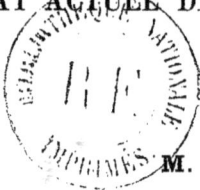

PAR

M. Joseph NICOLAS

Professeur agrégé à la Faculté de médecine,
Médecin des Hôpitaux de Lyon.

La Syphilis, cette affection vénérienne si fréquente, véritable type des maladies infectieuses, contagieuses, au point de vue clinique, a semblé jusqu'à ces tout derniers temps vouloir systématiquement dépister toutes les recherches des savants de laboratoire.

Toutes les tentatives faites pour inoculer cette maladie aux animaux avaient échoué. Nombreuses pourtant avaient été les recherches dans ce sens, pour ne citer que celles de Turnbull, Velpeau, Auzias-Turenne, Cullerier, Horand et Peuch, etc. Quelques résultats cependant méritèrent de retenir l'attention, ceux de Legros sur le cochon d'Inde, de Carenzi sur la génisse, de Klebs sur le singe, Hansel sur le lapin, Martineau sur le porc et le singe, Hamonic sur le singe; mais ils furent loin d'entraîner la conviction. Aussi considérait-on comme un dogme, en syphiligraphie et en expérimentation, que la Syphilis n'était pas inoculable à l'animal.

De même, beaucoup d'auteurs s'étaient attachés à rechercher la présence d'un parasite dans les diverses lésions syphilitiques. Lustgarten (1884) avait décrit un bacille acido-résistant comme cause de la vérole, mais son inconstance et, de plus, son analogie avec le bacille du Smegma préputial (Alvarez et Tavel) ne tardèrent pas à lui enlever toute valeur pathogène. Je ne ferai que citer, dans cet ordre d'idées, le microbe polymorphe de Jullien et Justin de Lisle, et le protozoaire de Dœhle. Mais en somme, pas plus que les essais d'inoculation, les recherches parasitologiqu*s ne donnèrent de succès, et la Syphilis paraissait devoir encore longtemps rester étrangère aux recherches de laboratoire lorsque, presque coup sur coup, deux retentissantes publications vinrent jeter un jour tout nouveau sur cette affection et ouvrir à l'expérimentation un champ neuf et immense, jusque-là resté fermé. Ces deux publications concernaient l'inoculation de la Syphilis aux singes anthropoïdes établie par MM. Roux et Metchnikoff, et la découverte par MM. Schaudinn et Hoffmann, dans les lésions syphilitiques primaires ou secondaires, d'un parasite non encore décrit, le *Spirochæte pallida* ou *Treponema pallidum*, dont le rôle pathogène s'établit de jour en jour sur des bases plus consistantes, au point qu'on peut presque aujourd'hui le considérer comme démontré.

A. — Inoculation expérimentale de la Syphilis.

Le 28 juillet 1903, MM. Roux et Metchnikoff montrent à l'Académie de Médecine *un jeune chimpanzé femelle*, inoculé dans le pli du prépuce clitoridien par scarifications épidermiques avec du virus provenant d'un chancre induré. Vingt-six jours après s'est développée une vésicule, puis une ulcération reposant sur une base indurée. MM. Fournier, du Castel, Hallopeau, qui l'ont examinée au quarante-sixième jour, n'ont pas hésité à déclarer qu'il s'agissait d'une *reproduction parfaite de chancre syphilitique*. Cette expérience a été répétée par les auteurs précédents, puis par Lassar, Neisser et beaucoup d'autres, soit en France, soit à l'étranger. L'apparition d'accidents secondaires chez un certain nombre d'animaux a établi, d'une façon définitive, qu'il s'agissait bien d'une véritable inoculabilité de la Syphilis aux Anthropoïdes.

1° Sensibilité des espèces animales. — Les singes qui se rapprochent le plus de l'espèce humaine, les *grands anthropoïdes*, les *chimpanzés*, sont les réactifs de choix pour l'inoculation du virus syphilitique (Roux et Metchnikoff). Ils sont de beaucoup les plus sensibles, ils contractent à coup sûr un chancre primaire, et bon nombre présentent des accidents secondaires. Les orangs-outangs présentent aussi des chancres, mais les accidents secondaires sont à peu près nuls (Neisser, Roux et Metchnikoff). Neisser a inoculé aussi avec succès quelques gibbons.

Il y aurait grand avantage au point de vue de la commodité et du prix à pouvoir utiliser les singes inférieurs. Les macaques, *M. cynomologus*, *M. sinicus* (Roux et Metchnikoff, Thibierge et Ravaut), les cynocéphales (Roux et Metchnikoff) donnent, dans certaines conditions, des inoculations positives.

. Les autres espèces animales semblent jusqu'à présent réfractaires à l'inoculation du virus syphilitique. Cependant récemment Bertarelli a publié le résultat positif d'une expérience de transmission de la Syphilis au lapin par inoculation dans la chambre antérieure de l'œil.

2° Mode d'inoculation. — Les inoculations se font par scarifications épidermiques que l'on imprègne de virus syphilitique. Les lieux d'élection sont : la muqueuse génitale, surtout la face interne du capuchon clitoridien ou du prépuce, la région sourcilière sus-orbitaire, le bord libre des paupières (Thibierge et Ravaut sur les macaques).

3° VIRULENCE DES DIVERS PRODUITS SYPHILITIQUES. — On a obtenu des inoculations positives avec les sécrétions de chancres syphilitiques, de

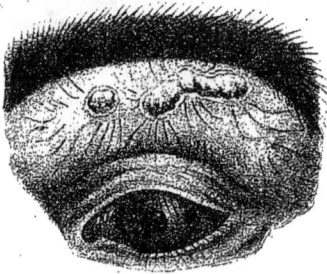

FIG. 1 — Chancres syphilitiques de l'arcade sourcilière sur un chimpanzé (Metchnikoff et Roux).

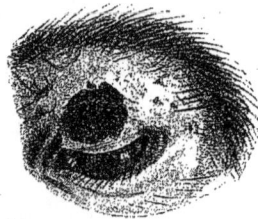

FIG. 2. — Chancre syphilitique de la paupière supérieure sur un macaque (Metchnikoff et Roux).

plaques muqueuses, avec des fragments de ganglions secondaires, avec du sang, du sperme de sujets atteints d'accidents secondaires. Le liquide céphalo-rachidien s'est montré dénué de virulence en pareil cas.

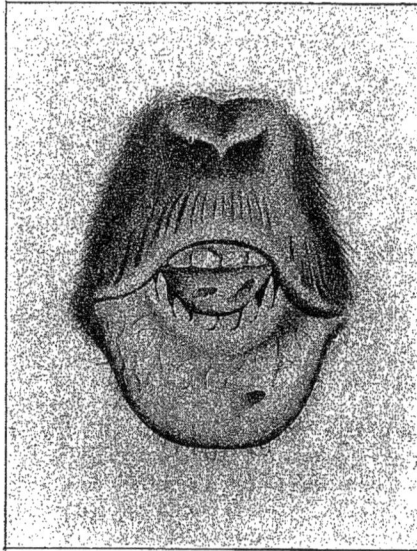

FIG. 3. — Plaques muqueuses de la langue et des lèvres sur un chimpanzé (Metchnikoff et Roux).

Finger et Landsteiner ont eu des résultats, contrairement à Salmon, avec le produit du raclage de deux gommes syphilitiques. Neisser, Siébert et Schucht ont obtenu, 5 fois sur 17, des chancres typiques par l'inoculation de lésions manifestement tertiaires.

4° Incubation. — L'incubation ou la période de temps qui s'écoule entre l'inoculation virulente et le début de l'accident local est variable. Sur 22 chimpanzés, Roux et Metchnikoff ont vu l'incubation osciller entre 15 et 49 jours, avec une moyenne de 30 jours. Thibierge et Ravaut, sur des macaques inoculés sur le bord libre de la paupière, ont observé une incubation de 23 jours en moyenne. L'incubation paraît en général osciller dans ces limites.

5° Chancre syphilitique expérimental. — Il débute au point même d'inoculation par une petite vésicule qui ne tarde pas à se rompre et à se

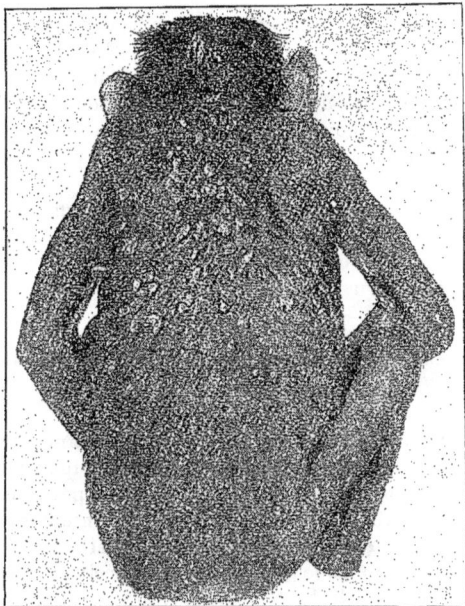

Fig. 4. — Syphilis secondaire maligne sur un chimpanzé
(Metchnikoff et Roux).

transformer en ulcération enfoncée au milieu d'un tissu très nettement induré, reproduction parfaite du chancre syphilitique tel que nous le connaissons chez l'homme. Cette ulcération peut se recouvrir d'une fausse membrane grisâtre. Les ganglions correspondants grossissent et s'indurent en restant indolores, sur les anthropoïdes. Les singes inférieurs ne présentent en général pas d'adénopathie, mais le chancre qu'ils réalisent n'en a pas moins de valeur, car il est réinoculable aux anthropoïdes avec tous les caractères démonstratifs. La lésion se répare en laissant une cicatrice pigmentée ou non.

6° Accidents secondaires. — Chez plus d'un tiers des anthropoïdes infectés, un mois, en moyenne, environ après le début du chancre (de 19 à 61 jours) on voit apparaître sur la peau et les muqueuses, des papules et des plaques muqueuses, d'ordinaire discrètes. Metchnikoff et Roux ont vu un cas de syphilis maligne. On a observé des phénomènes de paraplégie guérissant spontanément. On a noté plusieurs fois de l'hypertrophie de la rate.

On considérait au début les accidents secondaires comme faisant défaut sur les orangs-outangs, les gibbons, les singes inférieurs, cynocéphales, cercopithèques, macaques.

Contrairement aux idées admises jusqu'ici, Siegel a pu obtenir chez une trentaine de singes inférieurs, macaques, une syphilis secondaire bien nette, hypertrophie généralisée des ganglions, psoriasis palmaire et plantaire, éruption papuleuse disséminée.

7° ACCIDENTS TERTIAIRES. — Encore jamais constatés expérimentalement.

8° CARACTÈRE FIGURÉ DU VIRUS SYPHILITIQUE. — Neisser, Klingmüller et Baermann, Roux et Metchnikoff ont montré que du liquide syphilitique filtré sur bougie Berkfeld ne pouvait plus transmettre la syphilis. Le virus est retenu par la bougie à travers laquelle passent au contraire d'autres virus ultramicroscopiques (fièvre aphteuse, péripneumonie, rage pour Remlinger).

9° RÉSISTANCE DU VIRUS. — Les inoculations ont permis d'établir également que ce virus est très peu résistant. Chauffé à 48 degrés il perd toute virulence et n'est plus inoculable. Mélangé à la glycérine, il conserve sa virulence ainsi que le virus rabique.

B. — LE SPIROCHÈTE DE SCHAUDINN ET HOFFMANN.
TREPONEMA PALLIDUM.

Depuis les premiers travaux de Schaudinn et Hoffmann[1], un nombre extrêmement considérable de publications, presque toutes confirmatives des assertions de ces auteurs, a vu le jour. Nous ne pouvons en esquisser ici-même une énumération succincte. Nous nous contenterons d'en exposer les conclusions bien établies, aboutissant à cette donnée que l'agent pathogène pourrait bien être le parasite spiralé décrit par MM. Schaudinn et Hoffmann sous le nom de *Spirochæte pallida*, par M. Vuillemin sous celui de *Spironema pallida*, et dont les zoologistes veulent faire un protozoaire en le classant parmi les Flagellés, dans le groupe des *Trypanosomidés* (Döflein), entre le genre *Spirochæta* (Ehrenberg) et le genre *Trypanosoma* (Grüby), constituant à lui seul le genre *Treponema* (Schaudinn) sous le nom de *Treponema pallidum* (Schaudinn, Blanchard).

1° MORPHOLOGIE, MOBILITÉ. — Le *Spirochæte pallida* ou *Treponema pallidum* se présente sous la forme d'un petit élément, filiforme, de 6 à 14 µ de longueur, sur un quart de µ de largeur, contourné sur lui-même en spirale, présentant de 6 à 12 tours de spire serrés et très fins. Le corps serait cylindrique à section arrondie. Schaudinn a décrit un flagelle ou cil à chaque extrémité. On ne constate pas de membrane ondulante. Parfois les tours de spire sont lâches tout en restant réguliers. D'autres fois le spirochète est rectiligne dans sa partie moyenne ou dans une de ses moitiés. D'autres fois enfin, des éléments de nature indiscutable sont

---

[1] Schaudinn et Hoffmann, *Arb. a. d. Kaiser. Gesundheitsamte*, 1905, p. 527. — *Deutsch. med. Wochensch.*, 4 mai, 1905. — *Soc. med. Berlin*, 17 mai 1905.

plus courts que la forme typique. Tous ces faits ont été bien établis par MM. Nicolas, Favre et André [1].

Certains sujets rares semblent présenter à une extrémité une petite sphérule qui peut s'interpréter comme un tour de spire fermé, mais qui souvent a les caractères d'une sorte de corps arrondi, de petite perle, saillante, réfringente, à éclat spécial. Quelquefois ces formations existent non à l'extrémité, mais le long du corps du parasite (Nicolas, Favre et André).

Souvent dans les frottis les spirochètes sont accolés sur une certaine

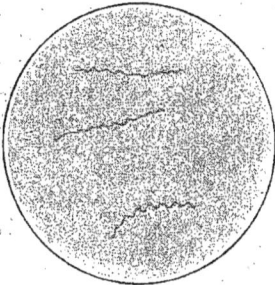

FIG. 5 — *Treponema pallidum*, forme typique. Frottis de condylome. Col. au Giemsa. Prép. de MM. Nicolas, Favre et André. Phot. de MM. Lumière.
G = 1600 diamètres.

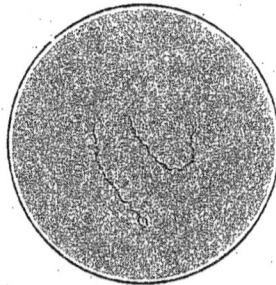

FIG. 6. — *Treponema pallidum* forme sporulée. Prép. de MM. Nicolas, Favre et André. Phot. de MM. Lumière.
G = 1600 diamètres.

longueur et séparés à une extrémité en forme d'Y. D'autres fois ils sont accolés en plus grand nombre.

Lorsqu'on examine avec soin des coupes de foie ou de poumons de fœtus hérédosyphilitiques macérés, colorées à l'argent et dont les tissus sont en pleine désintégration, on assiste à une véritable *Spirochétolyse* ou *Treponémolyse*. On voit des éléments ondulés bien nets, typiques, accompagnés de fragments tronqués plus ou moins courts, aboutissant en fin de compte à de simples bâtonnets ou grains arrondis, colorés en noir encre de Chine par l'argent réduit (Nicolas et Favre).

Herxheimer et Hubner examinant le spirochète vivant en goutte suspendue l'ont vu doué d'une grande mobilité et se déplaçant par des mouvements de rotation et de flexion.

MM. Krzysztalowicz et Siedlecki pensent que le spirochète peut, à un certain moment de son existence, passer par un stade trypanosome, pour lequel ils proposent le nom de *Trypanosoma luis;* à cette phase, le corps du parasite devient beaucoup plus épais, fusiforme, avec une extrémité terminée en filament assez long et avec un noyau bien apparent au niveau de la plus grande largeur.

Ces auteurs décrivent encore au spirochète des formes allongées à noyaux multiples, et aussi des formes très petites, très minces et très

[1] Nicolas, Favre et André, Syphilis et *Spirochœte pallida* de Shaudinn et Hoffmann (*Lyon médical*, 1er octobre 1905).

mobiles, semblables à des spires isolées du parasite à forme allongée, qui résulteraient du fractionnement de ces formes allongées.

Sur ces différentes données morphologiques, rapprochées de celles exposées plus haut et admises par tous les auteurs, Krzysztalowicz et Siedlecki échafaudent une théorie de la reproduction du *Treponema pallidum*. Comme un certain nombre des protozoaires connus, il aurait dans son mode de reproduction un double cycle évolutif, asexué et sexué. La forme du *Spirochæte pallida* découverte par Schaudinn peut se multiplier par division longitudinale (formes en Y, ou soudées bout à bout), c'est la reproduction asexuée. Puis, après quelques divisions consécutives, certains de ces éléments se raccourcissent, s'épaississent, se transforment peu à peu en trypanosomes qui re-présenteraient la cellule femelle, le macrogamète de la reproduction sexuée; d'autres spirochètes parallè-lement évoluent vers la forme allongée à noyaux multiples, laquelle se divise en donnant les formes très petites précédemment indiquées, élément mâle, microgamète de la reproduction sexuée. Les trypano-somes (macrogamètes) et les petits spirilles (microgamètes) s'unissent entre eux, la fécondation est opérée. Mais à partir de ce moment les auteurs ignorent la forme évolutive que prend le *Treponema pallidum* jusqu'à son arrivée à la forme typi-que spiralée.

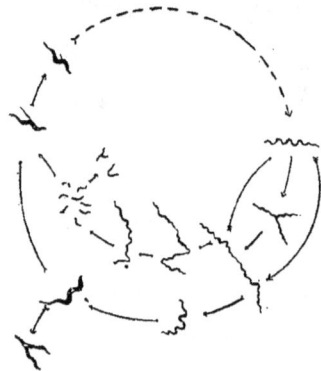

Fig. 7. — Reproduction du *Treponema pallidum* avec la forme *Trypanosoma luis*, d'après Krzyszta-lowicz et Siedlecki.

Cette conception, pour intéressante qu'elle soit, ne nous paraît pas étayée sur des bases assez solides pour que nous puissions l'admettre sans réserve.

2° COLORATION. — L'observation du spirochète est très difficile, et lors-qu'on veut l'examiner avec quelque précision, il est nécessaire de le mettre en évidence par des méthodes de coloration appropriées. Ces méthodes diffèrent suivant que l'on doit colorer des frottis, des coupes d'organes ou des produits de centrifugation.

a) *Coloration des frottis*. — Après avoir fixé les frottis par l'alcool absolu ou par l'alcool méthylique pur pendant vingt minutes ou par les vapeurs d'acide osmique pendant quelques secondes, on peut les colorer par divers procédés. On obtient d'assez bons résultats avec les colorants ordinaires, le violet de gentiane, le violet hexaméthylé, mais les meil-leures préparations sont données par les réactifs des protozoaires, suivant la méthode de Romanowski-Giemsa, ou celle de Marino.

Méthode de Giemsa. — De l'avis presque général, cette méthode est la meilleure. Giemsa formule ainsi son nouveau colorant :

Azur II-Eosine. . . . . 3 grammes.
Azur II . . . . o gr. 8
Glycérine . . . . 250 grammes.
Alcool méthylique 250   —

Suivant que l'on veut obtenir une coloration rapide ou lente, ce qui donne de meilleures préparations, on fait des solutions à 1/10 ou à 1/20 du mélange précédent dans l'eau distillée, et l'on fait agir dans un flacon Borrel ces bains colorants pendant une heure ou pendant vingt-quatre heures sur le frottis fixé comme il a été dit.

Voici la série des manipulations :

1° Fixer à l'alcool absolu (15′), à l'alcool méthylique (20′) ou aux vapeurs osmiques (quelques secondes).

2° Exposition dans un flacon de Borrel au bain de Giemsa.

Pendant 1 heure. Solution au 1/10.

Pendant 24 heures, au 1/20.

3° Laver à l'eau distillée.

4° Sécher et monter.

Méthode de Marino. — La méthode de Marino n'est qu'un dérivé de celle de Giemsa, mais elle est plus rapide et vivement conseillée par M. Lévy-Bing. On fait agir sur les frottis un mélange d'une solution de bleu azur dans l'alcool méthylique et d'une solution aqueuse faible d'éosine, pendant quinze à vingt minutes seulement ; mais souvent des précipités obscurcissent les préparations.

b) *Coloration des coupes.* — Pour colorer le parasite dans les tissus, la meilleure méthode est celle de Bertarelli, Volpino et Rovero, modifiée par Levaditi et basée, comme la méthode de Ramon y Cajal pour les fibrilles nerveuses, sur la réduction du nitrate d'argent sur les Spirochètes. Ce procédé comprend les temps suivants :

1° Fixation de la pièce au formol à 10 pour 100 pendant 24 heures. Cette pièce doit être de volume restreint.

2° Durcissement dans l'alcool à 95 degrés pendant 24 heures.

3° Lavage à l'eau distillée.

4° Exposition dans un bain de nitrate d'argent à 1,50 pour 100 (dans l'eau distillée) pendant 3 jours dans l'étuve à 38 degrés.

5° Réduction par exposition pendant 24 heures à la température ordinaire dans le bain suivant :

Acide pyrogallique. . . . .   4 grammes

Formol. . . . .   5 centimètres cubes

Eau distillée. 100   —   —

6° Lavage rapide à l'eau distillée.

7° Durcissement par l'action d'alcools successifs depuis l'alcool à 80 degrés à l'alcool absolu.

8° Inclusion dans la paraffine.

9° Couper la pièce et fixer les coupes sur la lamelle en les collant au besoin par une mince pellicule de collodion très étendu, car les coupes sont très fragiles et se fragmentent facilement.

10° Dissoudre la paraffine par le xylol.

11° Faire agir le colorant de Giemsa, soit non dilué pendant 8 à 10 minutes, soit étendu à 1/20 pendant 30 minutes.

12° Différencier par mélange d'alcool absolu et d'essence de girofle.

13° Passer au xylol et monter au baume.

Les Spirochètes apparaissent alors sous la forme de traits ondulés, noirs encre de Chine, plus épais que dans les frottis colorés au Giemsa, et tranchant admirablement sur la teinte jaune d'or ou jaune marron que prennent les tissus.

Nicolas et Favre ont montré que le bain de Giemsa constituant le onzième temps du procédé de Levaditi est complètement inutile lorsque l'on veut simplement rechercher les Spirochètes dans les coupes. Ils apparaissent tout aussi nettement sans l'intervention de ce colorant. Mais avec lui quelques éléments anatomiques des tissus sont mieux différenciés.

Levaditi et Manouélian viennent de montrer récemment qu'en ajoutant de la pyridine (18 et 15 pour 100) au bain d'argent, puis au bain réducteur (acétone-acide pyrogallique), on réduit à quelques heures seulement la durée du temps d'imprégnation et de réduction.

c) *Coloration dans le sang.* — Nattan-Larrier et Bergeron ont pu, dans trois cas de syphilis secondaire en période d'éruption, colorer nettement des Spirochètes dans le sang par le procédé suivant.

Dix centimètres cubes de sang recueillis par ponction veineuse au pli du coude sont immédiatement reportés dans deux flacons contenant chacun 100 centimètres cubes d'eau distillée stérile (hydro-hémolyse). Puis après centrifugation le culot est étalé sur lame, desséché rapidement à l'étuve et fixé à l'alcool-éther.

Pour la coloration, les auteurs préfèrent aux procédés de Giemsa et de Marino la technique de Van Ermenghen pour la coloration des cils :

1° Passage pendant 24 heures dans la solution de nitrate d'argent à 0,3 p. 100 dans l'eau distillée.
2° Lavage à l'eau distillée.
3° Passage pendant 15 minutes dans la solution suivante :

Acide gallique.	5 grammes
Tanin	5 —
Acétate de sodium fondu.	10 —
Eau distillée.	350 —

4° Lavage à l'eau distillée.
5° Action de la solution argentique jusqu'à teinte jaune.
6° Éclaircir et monter.

Le Spirochète est teint en noir.

La coloration à l'alun de fer de Haidenhain est aussi excellente :

1° Passage pendant 24 heures dans la solution d'alun de fer de Haidenhain à 1 pour 100.
2° Lavage à l'eau distillée.
3° Passage pendant 15 minutes dans la solution alcoolique saturée d'hématoxyline.
4° Lavage à l'eau distillée.
5° Si la coloration est trop forte, différencier légèrement par une solution d'alun à 2 pour 100 en surveillant la décoloration.
6° Éclaircir. — Xylol. — Monter.

Le Spirochète est coloré en gris pâle.

3° HABITAT DU TREPONEMA PALLIDUM. — Trouvé d'abord d'une façon inconstante dans les lésions syphilitiques primaires ou secondaires, le *Treponema pallidum* ne tarda pas être mis en évidence avec d'autant plus de fréquence que les chercheurs devenaient plus habiles, et dans son dernier travail Schaudinn déclare avoir toujours trouvé le spirochète dans 70 cas de lésions syphilitiques primaires ou secondaires.

a) *Syphilis acquise.* — Le *chancre syphilitique* paraît renfermer constamment le *Treponema pallidum.* On peut l'y déceler soit par des frottis, soit par des coupes, mais il ne faut s'adresser ni à des chancres infectés, ni à des chancres en voie de guérison, squameux ou croûteux (Schaudinn et Hoffmann, Queyrat et Joltrain, etc.). On le trouve surtout facile-

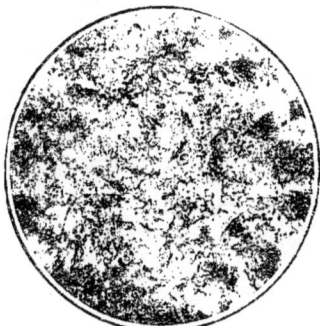

Fig. 8. — *Spirochæte pallida* dans le foie d'un fœtus hérédo-syphilitique macéré. Prép. de MM. Nicolas et Favre. Phot. de M. Louis.

ment et en abondance sur des *frottis* provenant de lésions (chancres ou autres) qui, après nettoyage et léger grattage superficiel, donnent lieu à un suintement séreux plus ou moins abondant, *signe du suintement* ou de la *rosée séreuse* (Nicolas, Favre et André). On le met facilement en évidence aussi sur des *coupes*, principalement au niveau de la couche papillaire, au niveau des espaces lymphatiques et des parois vasculaires (Burnet et Vincent).

Le parasite a été retrouvé à l'état de pureté dans les *ganglions lymphatiques* satellites du chancre (Schaudinn et Hoffmann), mais il y est souvent associé à d'autres microorganismes (Nicolas, Favre et André, Le Sourd).

Le spirochète existe au niveau des *plaques muqueuses* bucco-gutturales et ano-génitales, des condylomes, au niveau des *syphilides cutanées papuleuses et papulo-squameuses* (Bertarelli, Volpino et Rovero, Bodin, etc.), au niveau des taches de *roséole* dans les vaisseaux (Veillon et Girard).

Levaditi et Petresco l'ont décelé dans le liquide et dans le produit de raclage du fond d'une *phlyctène de petit vésicatoire* appliqué sur une papule.

Le spirochète a été retrouvé dans le *sang des syphilitiques* secondaires (Nœggerath et Stähelin, Nattan-Larrier et Bergeron), dans les surrénales (Jacquet et Sezary), quelquefois dans la *rate* (Schaudinn), jamais dans le liquide céphalo-rachidien (Widal et Ravaut).

Les *lésions tertiaires de la peau* ont été longtemps considérées comme ne renfermant pas de spirochètes (Schaudinn, etc.), mais Spitzer en a cependant trouvé 2 fois sur 4 gommes.

b) *Syphilis héréditaire.* — Le spirochète se montre encore avec une bien plus grande abondance dans la syphilis héréditaire que dans la syphilis acquise.

On le trouve au niveau des plaques muqueuses ou des lésions cutanées à type secondaire, dans le liquide ou le produit du raclage des bulles de pemphigus hérédo-syphilitique (Levaditi, Nobécourt et Darré, etc.).

Chez les fœtus syphilitiques succombant à la septicémie syphilitique avec rares lésions cutanées et muqueuses, on trouve le spirochète en quantité parfois très considérable, soit sur des frottis, soit dans des coupes, surtout au niveau de certains organes : foie, rate, capsules surrénales, poumons, etc. (Buschke et Fischer, Levaditi, Babes et Panea, Hoffmann, Bodin, Nicolas et Favre, etc.).

Cependant on ne le trouve pas constamment. Sur 5 cas avec Favre, je ne l'ai rencontré que 2 fois. On le trouve aussi dans le sang (Queyrat et Levaditi).

MM. Wallich et Levaditi, Nattan-Larrier et Brindeau, ont également décelé le spirochète dans le placenta des hérédo-syphilitiques, principalement dans le tissu des villosités, dans la tunique des artères, au niveau des parties fœtales du placenta, mais d'une façon très inconstante.

c) *Syphilis expérimentale du singe.* — Le treponema a été également décelé dans les accidents primaires ou secondaires expérimentaux, sur des singes, chimpanzés, cynocépales, macaques (Metchnikoff et Roux,

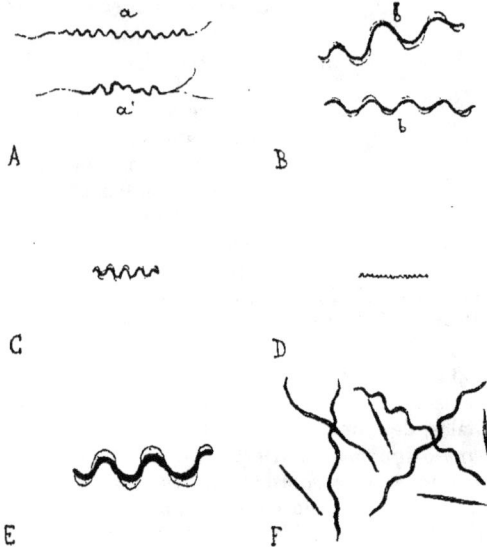

Fig. 9. — Caractères des principaux spirochètes d'après Schaudinn.
Planche tirée du précis de bactériologie de Jules Courmont.

Hoffmann, Kraus et Prautschoff, Thibierge et Ravaut, etc.). MM. Thibierge, Ravaut et Burnet, Thibierge, Ravaut et Le Sourd, ont pu suivre le spirochète dans des inoculations expérimentales faites en série.

4⁰ DIAGNOSTIC DIFFÉRENTIEL DU TREPONEMA PALLIDUM. — AUTRES SPIROCHÈTES. — Le tableau ci-joint représente le *Treponema pallidum* ou *Spirochæte pallida*, et comparativement les autres spirochètes avec leurs caractères distinctifs d'après Schaudinn *(Deutsche med. Woch.*, 19 oct. 1905).

Le *Treponema pallidum* (A) présentant la forme générale décrite précédemment (type a), filament fin contourné en spirale, à corps cylindrique, muni d'un flagelle à chaque extrémité, peut revêtir d'autres fois un aspect moins long, plus gros (type a'), avec flagellum dédoublé.

Le *Spirochæte refringens* (B), hôte d'un grand nombre de lésions ulcéreuses superficielles, est le plus voisin du *Spirochæte pallida*. On peut pourtant l'en distinguer par des caractères propres. Les ondulations sont moins serrées. Coloré à l'encre de Lœffler, il ne présente jamais de cils aux extrémités, mais il possède une membrane ondulante nette. Il est tantôt gros (type *b*), tantôt plus petit et plus ondulé (type *b'*).

Le *Spirochæte du cancer ulcéré* (C) peut, lui aussi, simuler comme nous l'avons vu le *Spirochæte pallida*, mais il a une membrane ondulante et des extrémités émoussées et tronquées.

Le *Spirochæte dentium* est le plus fin, le plus ténu des individus de ce groupe examinés jusqu'à ce jour. Il présente de très nombreux tours de spire.

Le *Spirochæte plicatilis* (E) est bien caractérisé. Extrêmement gros et épais, avec de grandes et lâches ondulations, il n'a pas de cils, mais il possède une membrane ondulante très nette. La figure ici réprésentée ne montre qu'une extrémité de ce microorganisme.

Enfin, le *Spirille de l'angine fuso-spirillaire de Vincent* (F) est plus volumineux que le *Spirochæte pallida*. Il est toujours associé au bacille fusiforme.

En somme, la morphologie du *Treponema pallidum* est variable, mais assez typique pour qu'on puisse le reconnaître. Si l'on a cru le trouver dans des lésions autres que la syphilis, c'est que l'on a confondu avec lui des espèces voisines. Actuellement il semble que l'on soit à même de porter un véritable diagnostic parasitologique en se basant sur les trois caractères donnés par Schaudinn : présence de flagella, absence de membrane ondulante, forme cylindrique du corps.

5° VALEUR PATHOGÈNE DU TREPONEMA PALLIDUM. — Quelle idée les notions précédentes amènent-elles à se faire du rôle du *Treponema pallidum* dans la pathogénie de la syphilis? La présence presque constante, et même constante pour certains auteurs, du parasite dans les lésions primaires ou secondaires diverses qui traduisent cette infection, sa constatation, quoique très rare, au niveau des accidents tertiaires, sont des arguments sérieux en sa faveur. Mais les arguments les plus entraînants sont tirés de sa recherche sur des nouveau-nés et des fœtus hérédosyphilitiques. Nous avons vu précédemment qu'on le rencontre à peu près constamment au niveau des lésions cutanées, plaques muqueuses, pemphigus, etc. Nous avons vu surtout qu'on le retrouve avec une abondance inouïe dans les différents viscères, particulièrement le foie des nouveau-nés hérédo-syphilitiques succombant peu après la naissance par véritable septicémie, ou encore mieux des fœtus macérés hérédosyphilitiques, qu'on le retrouve souvent principalement au niveau des viscères atteints par la syphilis héréditaire, poumon atteint de pneumonie blanche (Bériel et Favre, Jambon), foie silex (Jambon). Nous savons enfin que certains expérimentateurs ont pu le suivre en série dans la syphilis expérimentale. Ces faits, sans aucun doute, sont des plus frappants, et semblent bien plaider avec force la valeur pathogène du Treponema et la rendent bien vraisemblable.

Pourtant, certains auteurs ont cru trouver le Spirochète dans d'autres lésions que des lésions syphilitiques, ce qui, démontré, aurait ruiné complètement son rôle étiologique. On l'aurait vu dans le cancer ulcéré, au niveau des ulcérations banales, des érosions de balanite, etc., mais nous savons maintenant que les divers parasites constatés dans ces cas peuvent être assez aisément distingués du véritable *Spirochæte pallida*. Cependant, tout récemment, Bertarelli et Volpino l'auraient rencontré indiscutablement dans des crachats et sur la peau des singes. Ces faits sont à contrôler.

Siegel ne veut voir en lui qu'un agent banal de la putréfaction, et considère comme le véritable parasite de la syphilis le *Cytorrhyctes luis* qu'il trouverait constamment et en assez grande abondance dans les lésions syphilitiques, chancres, etc., dans le sang des syphilitiques secondaires, dans le sang des animaux inoculés avec la syphilis. Le *Cytorrhyctes luis* est un protozoaire flagellé, corpuscule très mobile, piriforme, dont l'extrémité effilée s'infléchit brusquement en un cil animé de mouvements de flexion et d'extension. Le corps piriforme du parasite renferme de 2 à 4, 8, 16 noyaux réfringents, disposés comme s'ils étaient en voie de division. Nous ne pouvons affirmer ni infirmer la valeur du parasite de Siegel, mais ce que l'on peut dire sans crainte, c'est que le *Cytorrhyctes* ne paraît pas avoir été retrouvé par les expérimentateurs, à beaucoup près, avec la fréquence et la constance même du Spirochète. En outre, il est impossible d'admettre que le Tréponème qu'on retrouve si facilement au niveau des lésions syphilitiques nullement en putréfaction, nullement ulcérées, et aussi dans le sang, soit un agent banal de la putréfaction, comme le veut Siegel.

En résumé, bien qu'on ne puisse pas encore, à l'heure actuelle, affirmer le rôle pathogène du *Treponema pallidum* dans l'étiologie de la syphilis, alors même qu'on ne pourra pas l'affirmer de façon absolue tant qu'on ne sera pas parvenu à isoler le parasite, à le cultiver en série à l'état de pureté et à reproduire la syphilis au moyen de ces cultures, bien qu'en un mot nos connaissances présentes ne suffisent pas pour entraîner la conviction, on n'en est pas moins autorisé à conclure et à dire que le rôle du *Treponema pallidum* dans l'étiologie et la pathogénie de la syphilis est au moins très vraisemblable.

C. — Prévention. Immunisation. Sérothérapie

L'inoculation de la syphilis aux singes a permis d'étudier divers points concernant la prophylaxie et la thérapeutique de l'infection syphilitique.

1° Prévention. — MM. Metchnikoff et Roux ont établi expérimentalement que, si une heure et même une heure trois quarts après une inoculation virulente sur le singe, on frictionne la région inoculée avec de l'onguent mercuriel double ou avec de la pommade au calomel, il ne se développe aucun accident local et l'animal reste susceptible de recevoir une inoculation positive plus tard, ce qui prouve que la première contamination est demeurée absolument inefficace. Grâce à la friction mercurielle, le virus a été détruit sur place. Des lotions de sublimé à 1 pour 1000 se sont montrées insuffisantes.

Metchnikoff et Roux ont vu également que l'ablation de la partie inoculée de l'oreille d'un macaque, faite vingt-quatre heures après l'inoculation, supprimait tout accident et que l'animal restait susceptible de contracter la syphilis par une inoculation ultérieure.

Le chauffage du point inoculé pendant quarante minutes dans un bain à 48 degrés n'a pas entravé l'évolution de l'accident local sur un papion *(Cynomolgus sphinx)*.

2° IMMUNISATION. — Contrairement à ce que l'on cru longtemps, l'expérimentation sur le singe et sur l'homme a prouvé que l'immunité contre la syphilis ne s'établit pas avec une très grande facilité, ni une très grande rapidité.

Metchnikoff et Roux ont inoculé un orang-outang, puis un chimpanzé, tout d'abord avec du virus syphilitique provenant de singes inférieurs, de macaques, supposé atténué et doué de propriétés vaccinales. Puis, dix jours plus tard pour le premier, dix-huit jours plus tard pour le second, ils ont fait une inoculation de virus humain. Dans les deux cas, cette seconde inoculation a été positive; les animaux n'étaient donc nullement vaccinés.

M. Queyrat a également établi que sur l'homme l'auto-inoculation du chancre syphilitique au porteur réussit quelquefois jusqu'à 10 et 12 jours après l'apparition du premier chancre, c'est-à-dire plus de 3 ou 4 semaines après la contamination, ce qui prouve que l'immunisation de l'organisme contre le virus syphilitique n'est pas encore complète 10 jours après l'apparition du chancre.

Les tentatives d'immunisation faites avec des produits tertiaires, détritus gommeux, avec du virus chauffé pendant 30 minutes à 48 degrés, sont demeurées inefficaces.

3° SÉROTHÉRAPIE. — Dès les premiers travaux sur la sérothérapie des maladies infectieuses, on a tenté de préparer des sérums antisyphilitiques. On a injecté à divers animaux des produits syphilitiques, dans l'espoir de communiquer à leur sérum des propriétés préventives ou curatives. On a aussi essayé l'action du sang (Neisser) ou du sérum (Finger et Landsteiner) de syphilitiques en évolution ou guéris. Toutes ces tentatives n'aboutirent qu'à des insuccès.

L'inoculabilité de la syphilis aux singes ouvrant une nouvelle voie dans cet ordre d'idées, MM. Metchnikoff et Roux ont pensé que peut-être les singes inférieurs qui contractent facilement l'accident primaire et en guérissent au bout de peu de temps fourniraient un sérum plus actif que ceux obtenus avec des chevaux ou autres animaux domestiques. Pour s'en assurer, ils ont inoculé à des macaques et à des cynocéphales la syphilis, puis ils leur ont injecté sous la peau du sang entier virulent de syphilitiques en pleine roséole. Le sérum obtenu, avec des animaux ainsi traités pendant plus de quinze mois, n'a donné que des résultats peu satisfaisants. Les voici résumés :

1° Dans toutes les expériences, le *sérum injecté sous la peau* s'est montré *inactif* contre le virus introduit dans l'organisme ;

2° Le mélange préalable *in vitro* du sérum et du virus a rendu quelquefois ce dernier inoffensif, mais d'une façon inconstante ;

3° L'application de sérum desséché en poudre sur les points inoculés paraît entraver aussi parfois l'évolution des accidents.

Mais ces faits montrent que les sérums ainsi préparés sont insuffisamment actifs, puisque les effets en sont inconstants. Néanmoins, les résultats obtenus sont intéressants, et c'est ce qui a encouragé MM. Metchnikoff et Roux à chercher la production d'un sérum plus puissant en préparant de nouveaux singes par des injections intraveineuses. Les résultats ne sont pas encore connus.

Récemment, Cippolina de Gênes, en collaboration avec Risso, a fait des tentatives de sérothérapie sur l'homme lui-même, avec du sérum d'animal injecté avec du sang défibriné de syphilitiques secondaires, sérum additionné d'une petite quantité de globules rouges du même animal en dissolution hémolytique. Ces auteurs auraient obtenu d'heureux résultats sur des lésions secondaires, et spécialement sur des lésions tertiaires en voie d'ulcération, en même temps qu'une action reconstituante sur l'organisme syphilitique (Congrès de Gênes, octobre 1905).

Tel est, à l'heure actuelle, l'état de l'étude expérimentale de la syphilis, tant au point de vue étiologique et parasitologique, qu'au point de vue préventif et thérapeutique.

Nous pouvons aujourd'hui, grâce aux points maintenant précisés, tenter une définition étiologique de la syphilis et dire, avec Metchnikoff, que la syphilis semble une spirillose chronique produite par le *Spirochæte pallida*, ou *Spironema pallida*, ou *Treponema pallidum* de Schaudinn, pathogène surtout pour l'espèce humaine et aussi pour les anthropoïdes et pour certaines variétés de singes inférieurs.

Nous ajouterons que, si ces découvertes, qui viennent de jeter un jour si nouveau et si plein d'éclat sur cette maladie essentiellement infectieuse et contagieuse qu'est la syphilis, nous permettent d'espérer dans l'avenir l'avènement d'un traitement immunisateur, préventif ou curatif, nous ne sommes pas encore arrivés à la solution si ardemment désirée du problème. Néanmoins, les faits nouveaux apportés pendant ces dernières années et ces derniers mois, vu leur intérêt capital, méritent de retenir, au plus haut point, l'attention du monde médical et scientifique.

En terminant je tiens à remercier mon chef de clinique, M. le docteur Favre, dont la collaboration dans mes recherches sur ce sujet et dans la rédaction de ce rapport m'a été particulièrement précieuse.

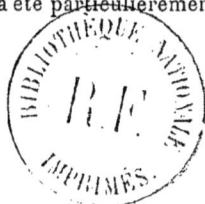

Lyon. — Imprimerie A. REY, 4, rue Gentil. — 42776